BEI GRIN MACHT SICH IHR WISSEN BEZAHLT

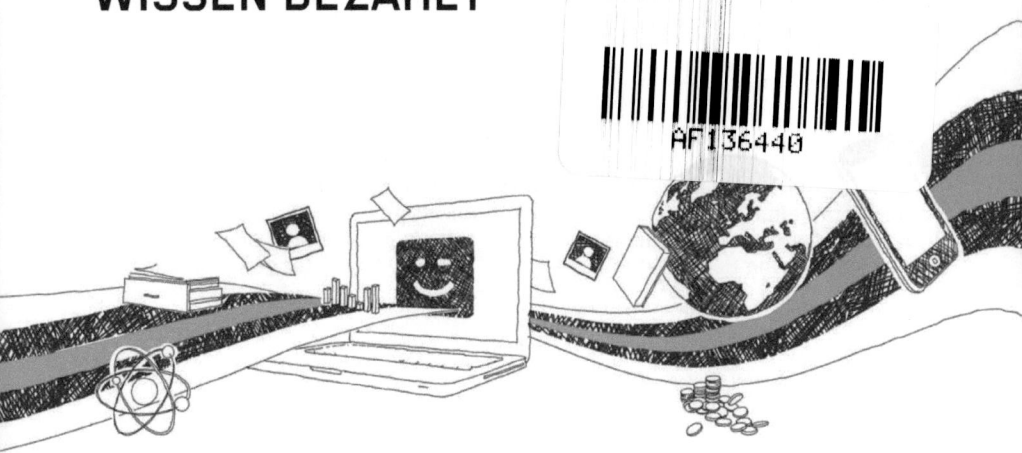

- Wir veröffentlichen Ihre Hausarbeit,
  Bachelor- und Masterarbeit

- Ihr eigenes eBook und Buch -
  weltweit in allen wichtigen Shops

- Verdienen Sie an jedem Verkauf

Jetzt bei www.GRIN.com hochladen
und kostenlos publizieren

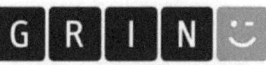

Bibliografische Information der Deutschen Nationalbibliothek:

Die Deutsche Bibliothek verzeichnet diese Publikation in der Deutschen National-bibliografie; detaillierte bibliografische Daten sind im Internet über http://dnb.d-nb.de/ abrufbar.

Impressum:

Copyright © 2017 GRIN Verlag
Druck und Bindung: Books on Demand GmbH, Norderstedt Germany
ISBN: 9783346086136

Dieses Buch bei GRIN:

https://www.grin.com/document/511765

Sophie Bergmann

Krankenversicherungsarten in Deutschland. Ein Vergleich von gesetzlicher und privater Krankenversicherung

GRIN Verlag

GRIN - Your knowledge has value

Der GRIN Verlag publiziert seit 1998 wissenschaftliche Arbeiten von Studenten, Hochschullehrern und anderen Akademikern als eBook und gedrucktes Buch. Die Verlagswebsite www.grin.com ist die ideale Plattform zur Veröffentlichung von Hausarbeiten, Abschlussarbeiten, wissenschaftlichen Aufsätzen, Dissertationen und Fachbüchern.

Besuchen Sie uns im Internet:

http://www.grin.com/

http://www.facebook.com/grincom

http://www.twitter.com/grin_com

Hausarbeit

Krankenversicherungsarten in Deutschland

SRH Fernhochschule

Modul: Angebotsstrukturen im Gesundheitssektor
Studiengang: Prävention und Gesundheitspsychologie

von

Sophie Bergmann

Inhaltsverzeichnis

Abkürzungsverzeichnis

Tabellenverzeichnis

Abkürzungsverzeichnis

AG	Aktiengesellschaft
AOK	Allgemeine Ortskrankenkasse
BGBl	Bundesgesetzblatt
BKK	Betriebskrankenkasse
DRVKBS	Deutschen-Rentenversicherung Knappschaft – Bahn – See
ErsK	Ersatzkassen
GKV	gesetzliche Krankenversicherung
GKV-FQWG	GKV-Finanzstruktur- und Qualitäts-Weiterentwicklungsgesetz
GKV-VSG	GKV-Versorgungsstärkungsgesetz
GKV-WSG	GKV-Wettbewerbsstärkungsgesetzes
IGeL	individuelle Gesundheitsleistung
IKK	Innungskrankenkasse
KV	Kassenärztliche Vereinigung
LwKK	landwirtschaftliche Krankenkasse
PKV	private Krankenversicherung
SGB	Sozialgesetzbuch
VVG	Versicherungsvertragsgesetz

Abbildungsverzeichnis

1. Einleitung

"Wie sind Sie krankenversichert?" Von der Antwort auf diese Frage scheint in Deutschland Einiges abzuhängen. Im Volksmund ist häufig der Begriff der „Zwei-Klassen-Medizin" zu hören, ebenso wird mit Begriffen wie der „Einheitskasse" oder „Bürgerversicherung" vermeintliche Lösungsvorschläge präsentiert. Die Abgrenzung der gesetzlichen Krankenversicherung (GKV) zur privaten Krankenversicherung (PKV) spielt nicht nur im Gesundheitswesen, sondern auch in der öffentlichen Wahrnehmung eine zunehmend große Rolle.

Ziel dieser Arbeit ist es, einen Überblick über die Krankenversicherungsarten in Deutschland zu geben, sowie entsprechende Unterschiede und Gemeinsamkeiten aufzuzeigen. Bei der Untersuchung des Nebeneinanders der Versicherungsarten wird zudem die Fragestellung, ob es sich in Deutschland um einen fairen Wettbewerb oder eine Risikoselektion handelt, thematisiert. Unter Heranziehung geeigneter Literatur und statistischer Daten werden u.a. Aspekte wie die Wahlmöglichkeiten, Familienversicherung und eine mögliche Einkommensselektion dargestellt. Im letzten Teil werden die Anforderungen aufgezeigt, die ein leistungsfähiges Krankenversicherungssystem der Zukunft erfüllen muss, sowie die vorgestellten Ergebnisse diskutiert.

2. Krankenversicherungsarten in Deutschland

Das deutsche Krankenversicherungswesen zeichnet sich durch die Besonderheit eines dualen Versicherungssystems aus. Dieses wird durch die private und die gesetzliche Krankenversicherung ausgestaltet. Die Mitglieder der GKV machen hierbei einen Anteil von ca. 90% der Bevölkerung aus, dementsprechend sind ca. 10% der Bevölkerung bei einer PKV gemeldet.[1]

Die jeweiligen Strukturen und Arten der Leistungserbringung, sowie die Finanzierung der Versicherungsarten werden im Folgenden vorgestellt und erläutert.

2.1 Grundlagen der gesetzlichen Krankenversicherung

Gemäß dem Sozialstaatsprinzip ist der Staat verpflichtet, für eine gerechte Sozialordnung zu sorgen.[2] Zentrales Element hierbei stellt die Sozialversicherung u.a. mit den Komponenten der Renten-, Unfall-, Pflege-, sowie der Krankenversicherung dar.[3] Die in Abbildung 1 dargestellten Risiken des Einzelnen werden somit gemeinsam von allen Versicherten der Sozialversicherung getragen. Das Solidaritätsprinzip basiert auf dem Einstehen füreinander.[4] Eine zentrale Rolle der sozialen Sicherung im Krankheitsfall bilden die gesetzlichen Krankenkassen. Sie sind die Träger der gesetzlichen Krankenversicherung (GKV).

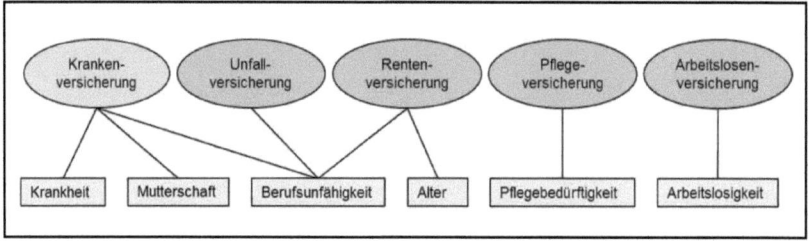

Abbildung 1: Das deutsche Sozialversicherungssystem
(Quelle: Eigene Darstellung in Anlehnung an Bundeszentrale für politische Bildung (2016). Sozialstaat. Zugriff am 17.11.2017, verfügbar unter http://www.bpb.de/politik/grundfragen/deutsche-demokratie/39302/sozialstaat?p=all)

Generell ist die Sozialstaatlichkeit zwar im Grundgesetz verankert, die konkrete Ausgestaltung bleibt hingegen weitgehend dem Gesetzgeber überlassen. Es handelt sich

---

[1] Vgl. Hergeth (2015), S. 388
[2] Vgl. Hergeth (2015), S. 388
[3] Vgl. Wassmann (2013), S. 13
[4] Vgl. Wassmann (2013), S. 15

um ein dynamisches Prinzip, mit dem der Staat allen Bürgern das Existenzminimum sichern soll.[5] Die Aufgabe der gesetzlichen Krankenversicherung ist dabei, die Gesundheit der Versicherten zu erhalten, wiederherzustellen oder ihren Gesundheitszustand zu verbessern sowie die Versicherten aufzuklären, zu beraten und auf gesunde Lebensführung hinzuwirken. Der Zuständigkeitsbereich der gesetzlichen Krankenversicherung beginnt somit bereits bei der Gesundheitsförderung bzw. der Prävention und erstreckt sich weiter über die Behandlung von Kranken bis hin zur Rehabilitation.[6]

2.1.1 Rechtsform und Struktur

Bei der gesetzlichen Krankenversicherung handelt es sich um mittelbare Staatsverwaltung, d.h. der Staat erfüllt seine Verwaltungsaufgaben nicht durch eigene Behörden, sondern durch rechtlich selbständige Verwaltungseinheiten. Das Recht der gesetzlichen Krankenversicherung ist im SGB V kodifiziert.[7] Sie dienen der Erfüllung staatlicher Aufgaben und dem Vollzug der Sozialgesetzgebung.[8] Die Aufsicht liegt je nachdem, ob es sich um bundesweite oder regionale Kassen handelt, bei den Bundes- bzw. Landesbehörden.[9]

Bei gesetzlichen Krankenversicherungen handelt es sich um rechtsfähige Körperschaften des öffentlichen Rechts, die sich durch ihre Organe selbst verwalten. Laut SGB V lassen sich sechs Kassenarten unterscheiden:[10]

- Allgemeine Ortskrankenkasse (AOK)
- Betriebskrankenkasse (BKK)
- Innungskrankenkasse (IKK)
- Landwirtschaftliche Krankenkasse (LwKK)
- Deutschen-Rentenversicherung Knappschaft – Bahn – See (DRV KBS)
- Ersatzkassen (ErsK)

Die einzelnen Krankenkassen sind somit jeweils den Verbänden ihrer Kassenart zugehörig. Bei Orts-, Betriebs- und Innungskrankenkassen entspricht dies dem Landesverband des entsprechenden Bundeslandes (§ 207 SGBV). Diese Landesverbände

---

[5] Vgl. Pötzsch (2009), S. 55-56
[6] Vgl. Hergeth (2015), S. 389
[7] Vgl. Hensen/Hensen (2008), S. 48-49
[8] Vgl. Wassmann (2013), S. 23-24
[9] Vgl. Macherey (2016), S. 20-21
[10] Vgl. Hergeth (2015), S. 388

einer Kassenart bilden wiederum einen Bundesverband (§ 212 SGBV). Bei den Ersatzkassen und den übrigen Kassenarten gibt es keine Landesverbände, es existiert jedoch ein „Spitzenverband", der die Vertretung auf Bundesebene übernimmt.[11]

2.1.2 Leistungserbringung

In der gesetzlichen Krankenversicherung erfolgt die Leistungserbringung vorrangig als Sach- oder Dienstleistung, d.h. es geht um das Organisieren der entsprechend notwendigen medizinischen Leistung. Hierzu werden Verträge mit den Gruppen der Leistungserbringer geschlossen. Im Bereich der ärztlich ambulanten Versorgung fungieren die kassenärztlichen Vereinigungen (KVen) als Vertragspartner. Diese stellen durch ihre Mitglieder (die niedergelassenen Ärzte) die ihnen gesetzlich auferlegte Versorgung sicher. In der stationären Versorgung hingegen treten die zugelassenen Krankenhäuser als Vertragspartner auf.[12]

Die Leistungsansprüche der Versicherten sind im Leistungsrecht (§§ 11 – 68 SGB V) geregelt, im Leistungserbringungsrecht (§§ 69 – 140h SGB V) hingegen werden Vorgaben für die Beziehungen der Krankenkassen zu den Leistungserbringern gemacht.[13] Zentrale Grundsätze des Leistungsrechts bilden das **Wirtschaftlichkeitsgebot**, sowie das **Sach- und Dienstleistungsprinzip**. Sie sind im zweiten Abschnitt des SGB V neben Regeln zur Nutzung von GKV-Leistungen, zum Ruhen eines Leistungsanspruches und zu Auslandsleistungen als gemeinsame Vorschriften vorangestellt.[14]

Zusätzlich bilden die Solidarität und Eigenverantwortung, (Teil-)Kostenerstattungen, sowie die Verwendung der Versichertenkarte gemeinsame Vorschriften bzw. Grundsätze des Leistungsrechts.

Mit dem **Wirtschaftlichkeitsgebot** (§ 12 SGB V) wird festgelegt, dass die entsprechenden Leistungen ausreichend, zweckmäßig und wirtschaftlich sein müssen. Das Maß des Notwendigen darf dabei nicht überschritten werden.[15] Die sogenannten „WANZ-Kriterien" sind in Abbildung 2 dargestellt. Mit ihnen wird im § 12 Abs. 1 SGB V

---

[11] Vgl. Hergeth (2015), S. 388
[12] Vgl. Hergeth (2015), S. 389
[13] Vgl. Hensen/Hensen (2008), S. 48-49
[14] Vgl. Hensen/Hensen (2008), S. 48-49
[15] Vgl. Hensen/Hensen (2008) S. 48-49

der jeweilige Umfang der Heilbehandlung festgelegt und somit die Gesundheitsleistung begrenzt.[16]

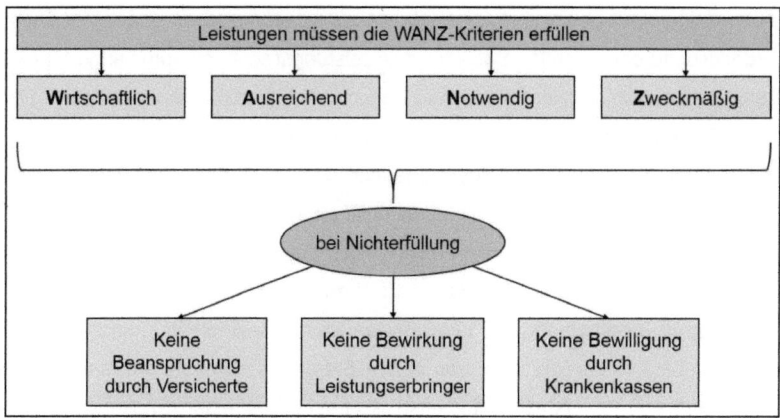

Abbildung 2: Die WANZ-Kriterien laut Wirtschaftlichkeitsgebot
(Quelle: Eigene Darstellung)

Eine weitere Grundlage bei der Leistungserbringung bildet das so genannte **Sach- und Dienstleistungsprinzip** (§§ 2 Abs. 2, 13 Abs. 1 SGB V). Dementsprechend erhält der Versicherte im Krankheitsfall seitens der Leistungserbringer bestimmte Sach- oder Dienstleistungen, ohne dass er dafür gesondert Zahlungen leisten muss. Diese möglichen Leistungen sind im Leistungskatalog der GKV aufgeführt.[17] Leistungsempfänger sind hierbei Mitglieder oder Mitversicherte einer gesetzlichen Krankenkasse und somit Beitragszahler. Die entsprechende GKV wiederum schließt Verträge mit Leistungserbringern. Diese sind Dienstleister und haben gegenüber der Krankenkasse Anspruch auf Vergütung. Versicherte hingegen haben bei den vertraglich an die GKV gebundenen Leistungserbringern Anspruch auf Versorgung (Sachleistung).[18] Charakteristisch ist somit, dass die jeweiligen Vergütungen für die Sachleistungen seitens der Träger der GKV direkt an deren Erbringer (bspw. Sanitätshaus) oder die entsprechenden Organisationen gezahlt werden. Somit findet zwischen dem Versicherten als Empfänger und dem Therapeuten, Sanitätshaus etc. als Erbringer der Leistung kein direkter Zahlungsvorgang statt.[19]

---

[16] Vgl. Hansen (2010), S. 374-375
[17] Vgl. Köchling/Wassmann (2013), S. 47
[18] Vgl. Bundeszentrale für politische Bildung (2017a)
[19] Vgl. Bundeszentrale für politische Bildung (2017a)

2.1.3 Finanzierung

Zusätzlich zu den oben genannten Grundsätzen zur Leistungserbringung bildet auch das **Solidarprinzip** eine wichtige Basis für das Leistungsrecht und somit auch für die Finanzierung. Hiernach bezeichnet man die Versicherten der GKV als eine Solidargemeinschaft. Daraus resultiert, dass man nach seiner Leistungsfähigkeit Krankenkassenbeiträge zahlt, die Leistungserbringung jedoch gemessen an seiner Bedürftigkeit erfolgt. Dieses Grundprinzip unterscheidet die GKV entscheidend von privatwirtschaftlichen Versicherungsverhältnissen und zeichnet sich aus durch eine Solidarität bspw. zwischen Gesunden und Kranken, Jungen und Alten. Das Solidarprinzip ist in der folgenden Abbildung 3 dargestellt. Die Versicherten, die „schadensfrei" sind, beteiligen sich somit an den Kosten derer, die von einem Schadensereignis betroffenen sind. Das Schadensrisiko bzw. Unfall-/Krankheitsrisiko besteht bei einer Krankenversicherung in der Notwendigkeit einer medizinischen Versorgung.[20]

Das Solidarprinzip steht durch sein sozialstaatliches Grundverständnis in einem Spannungsverhältnis zur Eigenverantwortung. Während § 1 SGB V die Krankenversicherung eindeutig als Solidargemeinschaft beschreibt, steht ebenfalls im SGB geschrieben, dass die Versicherten für ihre Gesundheit mitverantwortlich sind. Besonders in Bezug auf gefährliche Sportarten, Rauchen, sowie gesundheitsschädliches Ess-/Trinkverhalten gibt es Diskussionen. Bspw. wird in §52 SGB V eine Leistungsbeschränkung bei Selbstverschulden ausgesprochen.

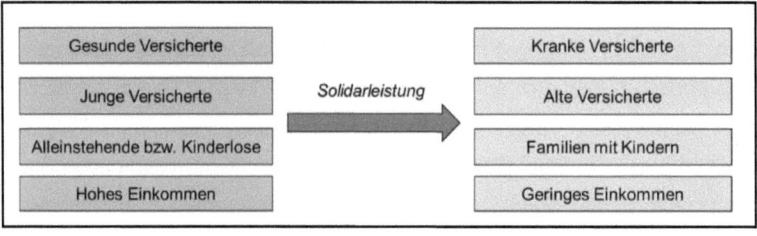

Abbildung 3: Das Solidarprinzip in der GKV

---

[20] Vgl. Bundeszentrale für politische Bildung (2017b)

In die Finanzierung der gesetzlichen Krankenversicherung fließen neben den Versicherungsbeiträgen zusätzlich noch ein jährlicher Bundeszuschuss sowie sonstige Einnahmen mit ein. Generell werden die Beiträge an die GKVen von den Mitgliedern der Krankenkasse und den Arbeitgebern, Rentenversicherungsträgern oder sonstigen Stellen einkommensabhängig getragen. Die Gelder fließen dem Gesundheitsfonds zu, der im Jahr 2009 neugestaltet wurde. Der jährliche Bundeszuschuss basiert auf Einnahmen in Form von Steuergeldern, die ebenfalls an den Gesundheitsfonds gehen. Mit dem GKV-Finanzstruktur- und Qualitäts-Weiterentwicklungsgesetz (GKV-FQWG), das in wesentlichen Teilen am 1. Januar 2015 in Kraft getreten ist, wurden die Finanzierungsgrundlagen der GKV langfristig auf eine solide Grundlage gestellt. Im Zuge dessen wurde der allgemeine Beitragssatz zur GKV von bis dato 15,5 Prozent auf 14,6 Prozent abgesenkt. Hiervon wird die eine Hälfte (7,3 %) vom Arbeitnehmer getragen, die andere Hälfte vom Arbeitgeber übernommen. Damit ist der bis dato gesonderte, arbeitnehmerfinanzierte Beitragssatzanteil in Höhe von 0,9 % entfallen. Wenn die Krankenkassen nun feststellen, dass die Zuweisungen aus dem Gesundheitsfonds nicht zur Deckung ihrer voraussichtlichen Ausgaben reichen, müssen sie seit 2015 entsprechend einen einkommensabhängigen Zusatzbeitrag erheben.[21]

---

[21] Vgl. Bundesgesundheitsministerium (2017)

2.2 Grundlagen der privaten Krankenversicherung

Prinzipiell lässt sich im Bereich der privaten Krankenversicherungen die komplett private Versicherung von der privaten Zusatzversicherung (bei Grundsicherung über die GKV) abgrenzen. Im Gegensatz zur oben erläuterten GKV basiert die private Krankenversicherung nicht auf dem Sachleistungsprinzip, sondern auf dem Kostenerstattungsprinzip.

2.2.1 Rechtsform und Struktur

Private Krankenversicherungen (PKVen) sind privatrechtliche Wirtschaftsunternehmen, die entsprechend erwerbswirtschaftliche Ziele verfolgen. Es kann sich dabei um Aktiengesellschaften (AG) oder Versicherungsvereine auf Gegenseitigkeit handeln.[22] Rechtliche Grundlage hierfür bilden das Unternehmensrecht, das § 193 Versicherungsvertragsgesetz und das Versicherungsaufsichtsgesetz. Damit kommt in der PKV das Versicherungsverhältnis durch einen privatrechtlichen Vertrag zustande, wodurch auch der Begriff der privaten Krankenversicherung basiert. Es entsteht ein freiwilliges Rechtsverhältnis, in dem der Versicherte sich zur Zahlung der festgelegten Beiträge verpflichtet und dafür bei Eintreten des Versicherungsfalles die entsprechenden Leistungen erhält. Beaufsichtigt werden sämtliche Versicherer der PKV mit Sitz in Deutschland dabei von der Rechts- und Finanzaufsicht der Bundesanstalt für Finanzdienstleistungsaufsicht.

Als Teil des privatrechtlichen Versicherungswesens bieten private Krankenversicherungen eine Absicherung gegen Krankheitskosten an. Im Gegensatz zu gesetzlichen Krankenversicherungen ist hier die Beziehung zwischen dem Versicherungsnehmer und der entsprechenden Versicherung nicht unmittelbar im Gesetz geregelt, sondern vertraglich gestaltet. Auch sind die Bedingungen zur Aufnahme in die private Krankenversicherung grundsätzlich verschieden. Während bei der GKV regelhaft (bis auf wenige Ausnahmen) eine Versicherungspflicht und damit zugleich ein Kontrahierungszwang herrscht, besteht in der PKV grundsätzlich eine Vertragsfreiheit.[23]

---

[22] Vgl. Wassmann (2013), S. 35
[23] Vgl. Hergeth (2015), S. 389-390

2.2.2 Leistungserbringung

In der privaten Krankenversicherung erfolgt die Leistungserbringung nach dem Kostenerstattungsprinzip. Hierbei werden Leistungen bspw. von Ärzten, Therapeuten oder Sanitätshäusern erbracht und von ihnen gegenüber dem Versicherten in Rechnung gestellt. Der Betrag wird dabei vom Versicherten selbst beglichen und anschließend von ihm mit seiner Versicherung abgerechnet.[24] Er tritt somit in Vorleistung für die entstandenen Kosten.

Um erstattungsfähige Leistungen erbringen zu können, müssen die Therapeuten/Ärzte keine definierten Zulassungsbedingungen (wie bspw. eine Kassenzulassung) erfüllen. Auch der Ort der Leistungserbringung (ambulant, im Krankenhaus oder in der Arztpraxis) ist dabei irrelevant. Der Leistungsumfang wird allein durch den individuell zwischen dem Versicherten und der privaten Krankenversicherung abgeschlossenen zivilrechtlichen Behandlungsvertrag festgelegt. Die Leistungsforderungen werden hierbei üblicherweise über die Gebührenordnung für Ärzte (GOÄ) erhoben. Charakteristisch ist, dass kein direktes Vertragsverhältnis zwischen dem behandelnden Arzt und der privaten Krankenversicherung besteht.[25] Im Verlauf der Versicherungslaufzeit kann der Versicherte den Leistungsumfang unter bestimmten Bedingungen auch anpassen lassen.

Im Bereich der durch die private Krankenversicherung angebotene Zusatzversicherung werden zahlreiche ergänzende Produkte angeboten. Sie dienen als weiterer Baustein für die gesetzlich Versicherten und baut auf deren Sachleistungen auf. So kann bspw. während eines stationären Klinikaufenthaltes ein auf die GKV-Leistung „Mehrbettzimmer" eine Unterbringung im Einbettzimmer ergänzend in Anspruch genommen werden. Die Grundversorgung wird hierbei von der GKV getragen, die PKV kommt lediglich für die versicherten Mehrkosten auf. Außerdem gibt es im Bereich der Zusatzversicherungen Policen, die bspw. bei Zahnbehandlungen höherwertige Materialien als die der GKV absichern und auf deren Leistung aufbauen.[26]

---

[24] Vgl. Hergeth (2015), S. 389-390
[25] Vgl. Gibis (2013), S. 84-85
[26] Vgl. Buchner/Farrenkopf/Matusiewicz/Schillo/Staudt/Wasem (2013), S. 156

2.2.3 Finanzierung

In der privaten Krankenversicherung erfolgt die Beitragsberechnung einkommensunabhängig. Sie richtet sich individuell nach dem jeweiligen Versicherungsschutz und basiert auf Regeln, die alle eine gesetzliche Grundlage haben. Relevant hierbei sind u.a. das Eintrittsalter, der Gesundheitszustand und die gewünschten Leistungen des Versicherten. Letztere können vom Versicherten individuell zusammengestellt werden. Private Krankenversicherungen erhalten keine staatlichen Zuschüsse. Damit erfolgt die Finanzierung lediglich durch die Versicherungsbeiträge, die die jeweiligen Versicherungsunternehmen fortlaufend gewinnbringend am Kapitalmarkt anlegen und verzinsen.[27]

Die Beitragskalkulation in der privaten Krankenversicherung wird so gestaltet, dass konstante Monats- bzw. Jahresbeiträge über den Verlauf der Versicherungszeit entrichtet werden. Da jedoch die Leistungsausgaben proportional zum steigenden Lebensalter anwachsen, wird eine so genannte Altersrückstellung notwendig. Hierbei muss jeder Versicherungsnehmer einen gewissen Anteil ansparen bzw. für die später steigenden Aufwendungen vorfinanzieren. In diesem Sinne beginnt die Versicherungszeit mit einer Aufbauphase für die Altersrückstellung und geht dann in eine Entnahmephase über, in der der konstante Versicherungsbeitrag mit der gesparten Altersrückstellung bezuschusst wird. Die bei Versicherungsabschluss bestehenden Vorerkrankungen werden in Form von Risikozuschlägen berücksichtigt.[28]

Die Beitragskalkulation erfolgt in der Privaten Krankenversicherung nach dem sogenannten Äquivalenzprinzip. Hierbei betrachtet man jeweils ein Kollektiv an Versicherten, die bei Eintritt in das Versicherungsverhältnis gleichaltrig sind. In den entsprechenden Kollektiven muss dazu die Gesamtheit der potentiellen Versicherungsleistungen über den Zeitraum der gesamten Versicherungslaufzeit der Beitragseinnahmen entsprechen. Dies wird vor Beginn des Versicherungsverhältnisses berechnet. Nach Abschluss des Versicherungsvertrages bleibt der individuelle Beitrag des Versicherten weitestgehend konstant und wird auch bei Verschlechterung des Gesundheitszustandes eines Versicherten im Kollektiv nicht angepasst.[29]

Um eine risikogerechte Beitragskalkulation gewährleisten zu können, werden bei den potentiellen Versicherungsnehmern meist folgende Daten erhoben:

---

[27] Vgl. Hergeth (2015), S. 389-390
[28] Vgl. Milbrodt/Röhrs (2016), S. 16-17
[29] Vgl. Milbrodt/Röhrs (2016), S. 17

• der Umfang der versicherten Leistungen

• das Alter des Versicherten bei Versicherungsbeginn

• der Gesundheitszustand des Versicherten bei Versicherungsbeginn

• das Geschlecht (bei Versicherungsbeginn vor dem 21. Dezember 2012)

In der untenstehenden Abbildung 4 ist das der Beitragskalkulation der PKV zu Grunde liegende Äquivalenzprinzip vereinfacht dargestellt. Hierbei zeigt die blaue Linie den Risikoverlauf, d.h. die zu erwartenden und zugleich mit dem Alter anteigenden Gesundheitsausgaben. Die grüne Linie zeigt den ermittelten Beitrag, den der Versicherte über den Zeitraum der Versicherungslaufzeit konstant einzahlt. Dieser Beitrag wird so kalkuliert, dass er zu Beginn des Versicherungsverhältnisses über den im Durchschnitt zu erwartenden Ausgaben pro Versicherten und in späteren Jahren darunterliegt. In rot ist somit dargestellt, wie der Sparanteil, der sich in jungen Jahren als Überschuss ergibt, zunächst zurückgestellt wird. Mit zunehmendem Alter steigt das Risiko für das Eintreten des Versicherungsfalles und somit kann nun die Altersrückstellung einfließen.[30]

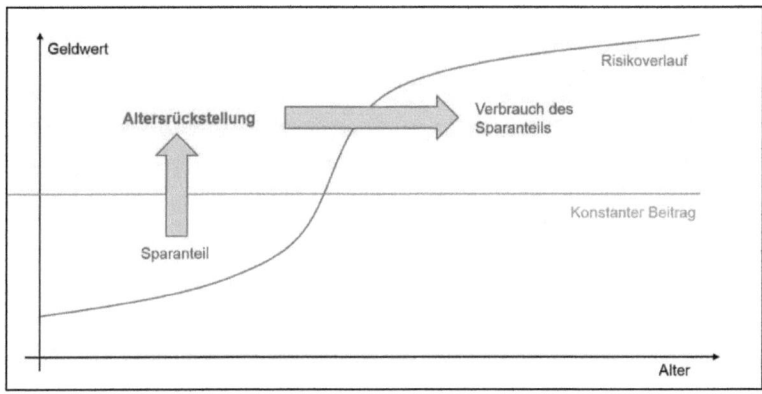

Abbildung 4: Beitragskalkulation in der PKV
(Quelle: Eigene Darstellung in Anlehnung an Milbrodt, H. & Röhrs, V. (2016). Aktuarielle Methoden der deutschen Privaten Krankenversicherung. Karlsruhe: Verlag Versicherungswirtschaft)

---

[30] Vgl. Milbrodt/Röhrs (2016), S. 17

3. Vergleich zwischen GKV und PKV

Das duale Krankenversicherungssystem bietet in Deutschland die Möglichkeit, sich auf unterschiedliche Art und Weise für den Krankheitsfall abzusichern. Grundlegende Gemeinsamkeiten und Unterschiede werden im Folgenden erläutert. Besonders wird hierbei auf die Aspekte der Wahlmöglichkeiten, Familienversicherung, Gestaltungsmöglichkeiten und Einkommensselektion eingegangen. Zusätzlich werden Ansätze für ein mögliches Krankenversicherungssystem der Zukunft aufgezeigt.

3.1 Allgemeine Gemeinsamkeiten und Unterschiede

Bei einem Vergleich zwischen der privaten und gesetzlichen Krankenversicherung ist bereits ein entscheidender Unterschied in der **Rechtsform** zu sehen. Während es sich bei gesetzlichen Krankenkassen um Körperschaften des öffentlichen Rechts handelt, so sind private Krankenversicherungsunternehmen als Aktiengesellschaften oder Versicherungsvereine auf Gegenseitigkeit organisiert.[31] Dementsprechend liegt die **Aufsicht** über die GKV bei den jeweiligen Bundes- und Landesbehörden, dem gegenüber werden die PKVen durch die Rechts- und Finanzaufsicht der Bundesanstalt für Finanzdienstleistungsaufsicht kontrolliert.[32]

Die **Finanzierung** erfolgt zunächst bei beiden Versicherungsarten durch die eingezahlten Beiträge der Versicherten. Zusätzlich dazu erhalten die gesetzlichen Krankenkassen noch einen jährlichen Bundeszuschuss.[33] Private Krankenversicherungen erhalten keine staatlichen Zuschüsse, die Finanzierung erfolgt somit lediglich durch die Versicherungsbeiträge, bzw. deren fortlaufende und gewinnbringende Anlage bzw. Verzinsung am Kapitalmarkt.[34]

Wie zu Beginn der Arbeit erläutert, besteht bei beiden Krankenversicherungssystemen oder auch bei Kombinationen hieraus ein Versicherungsverhältnis, dass sich durch das Einzahlen von Beträgen vom Versicherten an die jeweilige Versicherung und im Gegenzug eine Leistungserbringung im Versicherungsfall auszeichnet. Grundlage hierfür ist jeweils ein **Versicherungsvertrag**. Dieser wird in der GKV zwischen der

---

[31] Vgl. Wassmann (2013), S. 35
[32] Vgl. Hergeth (2015), S. 389-390
[33] Vgl. Bundesgesundheitsministerium (2017)
[34] Vgl. Hergeth (2015), S. 389-390

jeweiligen Krankenkasse und dem Leistungserbringer geschlossen. In der PKV hingegen handelt es sich um einen privatrechtlichen Vertrag zwischen Versicherungsunternehmen und Versichertem. In Bezug auf die **Leistungserbringung** lässt sich das Sachleitungsprinzip und in der PKV von dem Kostenerstattungsprinzip der PKV abgrenzen.[35] Die Leistungsprinzipien unterscheiden sich grundlegend und sind in Abbildung 5 dargestellt.

Demzufolge werden in der GKV die Leistungen in Form von Sachgütern oder Dienstleistungen erbracht. Im Gegensatz dazu rechnet der Leistungserbringer in der PKV direkt mit dem Patienten ab. Der Betrag wird dabei vom Versicherten selbst beglichen und anschließend von seiner privaten Versicherung rückvergütet.[36] Der Versicherungsnehmer tritt somit in Vorleistung für die entstandenen Kosten. Entsprechend müssen Ärzte, die mit gesetzlichen Krankenversicherungen abrechnen wollen, eine Kassenzulassung vorweisen. Privatleistungen gegenüber der privaten Krankenversicherung können hingegen sämtliche Ärzte abrechnen.[37]

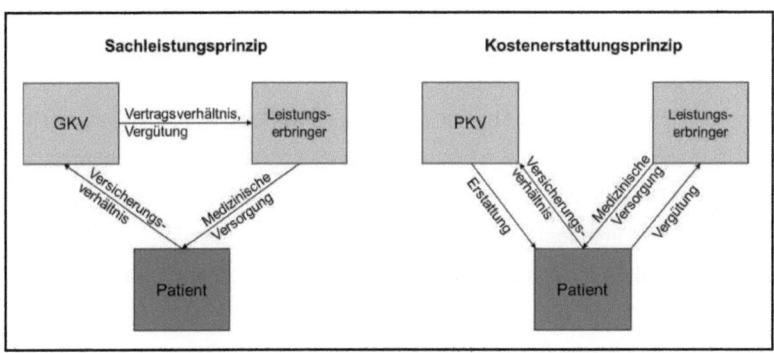

Abbildung 5: Sachleistungsprinzip und Kostenerstattungsprinzip
(Quelle: eigene Darstellung in Anlehnung an Lux, G./Farrenkopf, N./Noweski, M./Steinbach, P./van der Linde, K./Walendzik, A./Jahn, R. (2013). Private Krankenversicherung. In J. Wasem/S. Staudt/D. Matusiewicz (Hrsg.), Medizinmanagement (S. 177). Berlin: MWV Medizinisch Wissenschaftliche Verlagsgesellschaft mbH & Co. KG)

Im Gegensatz zur gesetzlichen ergibt sich bei der privaten Krankenversicherung der **Leistungsumfang** aus dem jeweils individuell abgeschlossenen Vertrag. Während es sich bei den Entgelten in der GKV primär um Leistungskomplexe handelt, so werden in der PKV meist Einzelleistungen betrachtet. Von beiden Versicherungsarten wird da-

---

[35] Vgl. Hergeth (2015), S. 389
[36] Vgl. Hergeth (2015), S. 389-390
[37] Vgl. Gibis (2013), S. 84-85

bei in der Regel das Leistungsspektrum von der Prävention bis hin zur Kuration/Palliativmedizin abgedeckt. In der privaten existiert kein abgeschlossener Leistungskatalog wie bei der gesetzlichen Krankenversicherung. Es ist zu beobachten, dass sich das Leistungsspektrum der beiden Versicherungsarten annähern, sogar in Bezug auf die GKV ein weitergehender Katalog besteht (bspw. psychotherapeutische Leistungen).[38] Die Höhe der **Beiträge** werden von den Versicherten der GKV einkommensabhängig gezahlt, die Kalkulation bei den privat Versicherten hingegen erfolgt einkommensunabhängig und leistungsbezogen. Es können im Regelfall einzelne Leistungen individuell mitversichert werden. Zudem müssen in der PKV die durchschnittlich höheren Ausgaben für ältere Versicherte nicht im Sinne eines Solidaritätsprinzips von den jüngeren finanziert werden – es sorgt hier jede Generation für sich selbst vor. Die Beitragshöhe wird bei privaten Krankenversicherungen entsprechend unter Berücksichtigung der oben genannten Altersrückstellung in Form des Äquivalenzprinzips berechnet.[39]

Ein weiterer Unterschied ist in diesem Zusammenhang in der Beitragsrückerstattung zu sehen. Diese ist in der GKV in der Regel nicht vorgesehen, bei der PKV jedoch möglich. Hierbei wird in der Vollversicherung der PKV der Beitrag bei Nichteinreichung von Rechnungen anteilig zurückerstattet.[40]

Der Kreis der **Versicherungsnehmer** zeichnet sich in der GKV zum größten Teil durch Pflichtversicherte aus. Entsprechend kommt auch der Vertrag zustande. Im Gegensatz dazu besteht in der PKV als Vollversicherung wie auch bei der Zusatzversicherung ein Wahlrecht. Hierauf wird im folgenden Kapitel 3.2 näher eingegangen.[41]

Das Thema der **Familienversicherung** bildet einen weiteren Unterscheid zwischen den Versicherungssystemen und ist häufig ausschlaggebend, wenn Wahlmöglichkeiten bestehen. Dies wird im Kapitel 3.3 näher erläutert.

---

[38] Vgl. Gibis (2013), S. 84-85
[39] Vgl. Milbrodt/Röhrs (2016), S. 17
[40] Vgl. Wasem/Staudt/Matusewicz (2013), S. 181
[41] Vgl. Buchner/Farrenkopf/Matusiewicz/Schillo/Staudt/Wasem (2013), S. 132-133

3.2 Wahlmöglichkeiten

In Deutschland herrscht generell eine Versicherungspflicht. In § 5 SGB V wird der versicherungspflichtige Personenkreis in der gesetzlichen Krankenversicherung festgelegt. Die versicherungsfreien Personen hingegen sind in § 6 SGB V aufgeführt. Aus § 193 Versicherungsvertragsgesetz (VVG) ergibt sich für diesen Personenkreis jedoch auch eine Versicherungspflicht, hier jedoch für die private Krankenversicherung.[42] Eine Wahlmöglichkeit zwischen gesetzlicher und privater Krankenversicherung besteht nur unter bestimmten Bedingungen. Diejenigen Personen, die aufgrund ihrer beruflichen Stellung nicht zum versicherungspflichtigen Kreis der gesetzlichen Krankenversicherung fallen, dürfen zwischen den Systemen wählen. Hierbei handelt es sich meist um Beamte, Selbstständige oder Angestellte mit einem regelmäßigen Bruttoentgelt oberhalb der Versicherungspflichtgrenze.[43] Diese wird jedes Jahr von der Bundesregierung neu festgelegt und bezieht sich auf das jeweils vergangene Jahr. Ein Wechsel von der gesetzlichen in die private Krankenversicherung ist für Arbeitnehmer möglich, wenn die Versicherungspflichtgrenze im vorhergehenden Jahr überschritten ist. Generell entfällt die Versicherungspflicht in einer gesetzlichen Krankenversicherung, wenn eine freiberufliche Tätigkeit aufgenommen wird, unabhängig von der Einkommenshöhe. Auch hier besteht nun die Möglichkeit, entweder als freiwilliges Mitglied in der gesetzlichen Krankenversicherung zu bleiben oder in eine private zu wechseln.[44] Bei einem relativ späten Wechsel von der gesetzlichen in die private Krankenversicherung muss allerdings beachtet werden, dass die Zeit, in der die Altersrückstellung aufgebaut werden kann, entsprechend kurz ist. Dementsprechend hoch sind die monatlichen Beiträge.

Prinzipiell können GKV-Mitglieder zwischen sämtlichen Krankenkassen, die in ihrer Region für die Versicherten geöffnet sind, frei wählen. Hierbei unterliegen die Kassen einem so genannten Kontrahierungszwang, d.h. sie dürfen keine Neumitglieder auf Grund bspw. des Alters oder Vorerkrankungen ablehnen.[45] Die private Krankenversicherung hingegen kann Aufnahmebedingungen festlegen.[46]

---

[42] Vgl. Hindenlang (2013), S. 42-43
[43] Vgl. Leinert (2006), S. 31-32
[44] Vgl. Hindenlang (2013), S. 42-43
[45] Vgl. Buchner/Farrenkopf/Matusiewicz/Schillo/Staudt/Wasem (2013), S. 132-133
[46] Vgl. Hergeth (2015), S. 388

3.3 Familienversicherung

Besteht nach den oben erläuterten Voraussetzungen nun ein Wahlrecht zwischen gesetzlicher und privater Krankenversicherung, so kann die Familienversicherung ausschlaggebend für eine Entscheidung sein. Diese ist in § 10 SGB V festgelegt. Sie beinhaltet einen beitragsfreien Krankenversicherungsschutz für Kinder gesetzlich versicherter Eltern. Bei der privaten Krankenversicherung hingegen müssen für Kinder Beiträge gezahlt werden. Bei Beamten werden diese jedoch mittels der steuerfinanzierten Beihilfe um bis zu 80% bezuschusst.

Ein Hauptgrund für diesen Unterschied zwischen den Versicherungssystemen liegt in der Finanzierung. Im Gegensatz zur GKV wird die PKV nicht durch einen jährlichen Bundeszuschuss in Milliardenhöhe unterstützt. Der GKV dient dies vor allem zur Finanzierung versicherungsfremder Leistungen wie die Familienmitversicherung.[47] Entsprechend wird diese bei der PKV nicht angeboten. Das in Kapitel 2.2.3 dargestellte Kalkulationsprinzip der PKV auf Basis individueller, risikogerechter Beiträge wird auch bei Ehepartnern ohne eigenes Einkommen und Kindern angewendet, diese werden jedoch als eigenständige und zahlende Versicherungsnehmer angesehen.

In der gesetzlichen Krankenversicherung können Kinder nach § 10 Abs. 2 SGB V beitragsfrei versichert werden, wenn sie jünger als 18 Jahre alt sind. Darüber hinaus ist eine beitragsfreie Mitversicherung möglich, wenn das 27. Lebensjahr noch nicht vollendet ist und keiner sozialversicherungspflichtigen Tätigkeit nachgegangen wird. Dies schließt bspw. Schüler und Studenten mit ein.[48] Hier ist zu beachten, dass die beitragsfreie oder vergünstigte Mitgliedschaft in der gesetzlichen Krankenversicherung spätestens mit der Aufnahme einer eigenen sozialversicherungspflichtigen Tätigkeit endet. Aber auch wer bislang in der privaten Krankenversicherung versichert war, muss sich ab diesem Zeitpunkt selbst in der GKV pflichtversichern.[49]

Neben den eigenen Kindern können laut § 10 Abs. 1 SGB V auch Ehepartner beitragsfrei in der gesetzlichen Krankenversicherung mitversichert sein, wenn der Ehepartner ein Beitrag zahlendes Mitglied in der GKV ist. Auch dies gilt nur, wenn der Mitversicherte keiner versicherungspflichtigen Erwerbstätigkeit nachgehen. Hierzu zählen auch die über die Geringfügigkeitsgrenze überschreitenden Einkünfte. In der PKV hingegen müsste der jeweilige Ehepartner einkommensunabhängige Beiträge zahlen.

---

[47] Vgl. Bundesgesundheitsministerium (2017)
[48] Vgl. Dräther (2006), S. 49-50
[49] Vgl. Hindenlang (2013), S. 42-43

20

Aus diesem Grund ist zu vermuten, dass die Personen mit Wahlmöglichkeiten zwischen den Krankenversicherungssystemen die Entscheidung auch unter Berücksichtigung der eigenen Familienverhältnisse treffen wird.[50]

3.4 Gestaltungsmöglichkeiten

In den vergangenen Jahrzehnten haben die gesetzlichen Krankenversicherungen regelmäßig auf die unterschiedlichen Reformen im deutschen Gesundheitswesen reagiert. Bspw. folgte auf die in den 1990er Jahren eingeführte Wahlfreiheit eine große Versicherungswanderung. Entsprechend haben die Krankenkassen verstärkt versucht, mit Managementansätzen Kunden (zurück-) zu gewinnen.[51] Mit den Gesetzesänderungen im Jahr 2000 und 2003 (GKV-Gesundheitsreformgesetz und GKV-Modernisierungsgesetz) wurden die Möglichkeiten der Gestaltung in Bezug auf die Versorgungssteuerung (integrierte Versorgung, Case-Management, etc.) ausgeweitet. Zusätzlich ermöglicht dies den gesetzlichen Krankenkassen auch den Einsatz von Instrumenten zur Versichertensteuerung (Selbstbehaltstarif, Bonus-Modell, etc.).[52]

Mit der Einführung des GKV-Wettbewerbsstärkungsgesetzes (GKV-WSG) im Jahr 2007 und des Gesundheitsfonds 2009 kam es erneut zum Einsatz von Kundenbindungsmaßnahmen. Mit dem Festsetzen eines einheitlichen Beitragssatzes für alle gesetzlichen Krankenkassen wurde der bis dato individuelle Beitragssatz als wichtiges Entscheidungskriterium für die Wahl der eigenen Krankenkasse. Entsprechend fokussierten sich die Managementmaßnahmen auf die Leistungsdifferenzierung und den Kundenservice. Einzelne Versicherungen bieten bis heute diverse Leistungen oder Leistungskomplexe an, bei anderen Kassen müssen bspw. die Kosten zur Akupunktur bei definierten Diagnosen übernommen werden. Die Einführung der Zusatzbeiträge wiederum entwickelte sich zu einem wettbewerbsrelevanten Instrument. Dies führte dazu, dass in Folge dessen von Oktober 2012 bis 2014 keine Zusatzbeiträge erhoben wurden. Dies änderte sich erst mit dem GKV-Finanzstruktur- und Qualitätsweiterentwicklungsgesetz (GKV-FQWG), dass 2015 mit der Festsetzung des allgemeinen Beitragssatzes einen Einkommensabhängigen Zusatzbeitrag eingeführt hat. Gemäß § 53

---

[50] Vgl. Dräther (2006), S. 49-50
[51] Vgl. Behrens-Potratz/Zerres (2017), S. 180-181
[52] Vgl. Sehlen (2006), S. 77

SGB V kann eine gesetzliche Krankenversicherung Wahltarife, Modelle mit Selbstbehalt oder Beitragsrückerstattungstarife anbieten.[53]

Anders als in der gesetzlichen Krankenversicherung stellt die individuelle Gestaltung von Leistungs- und Vertragsumfang in der privaten ein zentrales Element dar. Auch die Selbstbeteiligung oder Beitragsrückerstattungen sind übliche Instrumente zur Steuerung der Inanspruchnahme von Leistungen. Allerdings haben die privaten Krankenversicherungsunternehmen bislang nie direkt eine Beeinflussung auf die Versorgung ihrer Kunden genommen. Dementsprechend wurden nur wenige Maßnahmen ergriffen, um die Qualität und Wirtschaftlichkeit der Versorgung zu optimieren.[54]

Im Bereich der gesetzlichen Krankenversicherung lässt sich zusammenfassend feststellen, dass die Gestaltungsmöglichkeiten bspw. für individuelle Versorgungsangebote seitens des Gesetzgebers innerhalb der vergangenen Jahrzehnte mehrfach erweitert wurden. Zuletzt wurde im Jahr 2015 das GKV-Versorgungsstärkungsgesetz (GKV-VSG) eingeführt. Hauptziele hiervon bilden die Sicherung der flächendeckenden ambulanten medizinischen Versorgung, die Verbesserung des Zugangs von Patientinnen und Patienten zu ärztlichen Leistungen sowie die Förderung innovativer Versorgungsformen.[55]

Neben der grundsätzlichen Abdeckung von Krankheitskosten in den Bereichen Gesundheit, Pflege und Betreuung, ist eine zunehmende Nachfrage an Produkten und Dienstleistungen des so genannten zweiten Gesundheitsmarktes zu beobachten. Dieser beinhaltet sämtliche privat finanzierten Produkte und Dienstleistungen im Gesundheitsbereich. Auch das Interesse an freiverkäuflichen Arzneimittel und individuellen Gesundheitsleistungen (IGeL), sowie präventiven Maßnahmen nimmt in der Gesellschaft eine zunehmend große Rolle ein.[56]

---

[53] Vgl. Behrens-Potratz/Zerres (2017), S. 180
[54] Vgl. Sehlen (2006), S. 77
[55] Vgl. Behrens-Potratz/Zerres (2017), S. 181
[56] Vgl. Wassmann (2013), S. 10

3.5 Einkommensselektion

Fast drei Viertel der deutschen Bevölkerung besitzen als Pflichtversicherte der gesetzlichen Krankenversicherung oder deren mitversicherte Familienangehörige kein Wahlrecht zwischen den Systemen. Dies haben lediglich jene, für die aufgrund ihrer beruflichen Stellung generell keine GKV-Versicherungspflicht besteht. Dabei handelt es sich im Wesentlichen um Beamte und Selbständige oder Angestellte, die oberhalb der Grenze verdienen.[57] In Bezug auf die Angestellten ist dementsprechend klar eine Einkommensselektion vorhanden, denn die Arbeiter und Angestellten in der privaten Krankenversicherung verfügen über ein überdurchschnittlich hohes Einkommen im Vergleich zur gesetzlichen. Betrachtet man nun exemplarisch die Beamten und Selbstständigen, so zeigt sich hier ebenfalls eine deutliche Einkommensselektion. Dabei ist die Gruppe der höchstverdienenden Versicherten immer der privaten Krankenversicherung zuzuordnen.

In Abbildung 6 ist die Verteilung der GKV- und PKV-versicherten Beamten nach Einkommensklassen im Jahr 2014 dargestellt.

---

[57] Vgl. Jacobs/Schulze (2004), S. 8-10

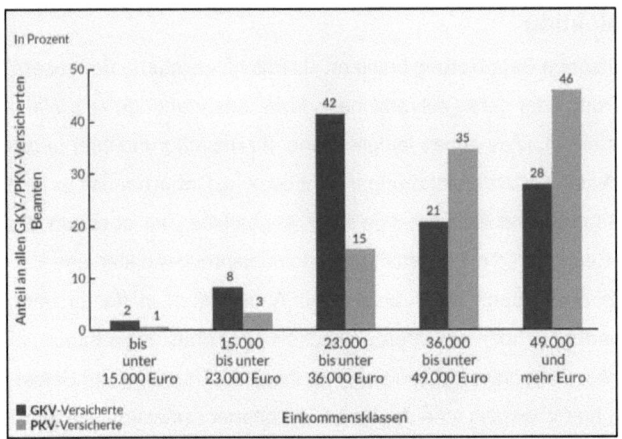

Abbildung 6: Verteilung der GKV- und PKV-versicherten Beamten
nach Einkommensklassen im Jahr 2014
(Quelle: Ochmann, R., Albrecht, M. & Schiffhorst, G. (2017). Krankenversicherungspflicht für Beamte und Selbstständige. Zugriff am 13.11.2017, Verfügbar unter
https://www.bertelsmann-stiftung.de/fileadmin/files/BSt/Publikationen/GrauePublikatio-
nen/Studie_VV_KrankenversPflicht_Beamte_Selbststaendige_Teilbericht-Beamte_fi-
nal.pdf)

Während die gesetzlich versicherten Beamten vor allem im Bereich der mittleren Einkommensklasse zu finden sind, nimmt der Anteil der privat versicherten Beamten mit
steigendem Einkommen stetig zu. Zu beachten ist hierbei, dass bei Beamten der An-
reiz zur Einkommensselektion teilweise entfällt. Grund hierfür ist, dass die private Absicherung über die Beihilfe bezuschusst wird, es für eine gesetzliche Versicherung jedoch keine Zuschüsse gibt. Hierdurch ist bei Beamten einkommensunabhängig die
PKV-Mitgliedschaft zu erwarten.[58]

---

[58] Vgl. Leinert (2006), S. 31-32

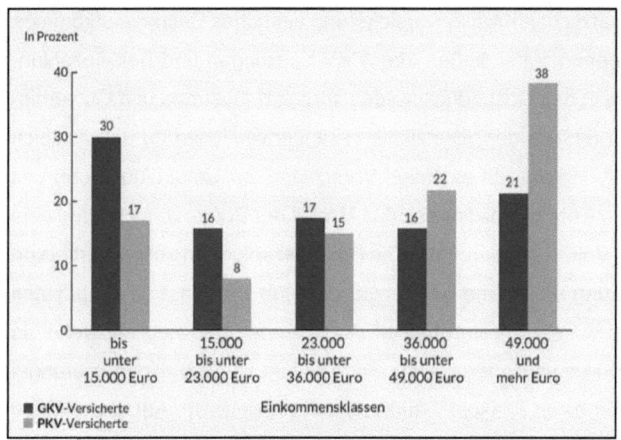

Abbildung 7: Verteilung der GKV- und PKV-versicherten Selbstständigen
nach Einkommensklassen im Jahr 2014
(Quelle: Ochmann, R., Albrecht, M. & Schiffhorst, G. (2017). Krankenversicherungspflicht für Beamte und Selbstständige. Zugriff am 13.11.2017, Verfügbar unter
https://www.bertelsmann-stiftung.de/fileadmin/files/Projekte/Integrierte_Krankenversi-
cherung/Selbststaendige/Studie_VV__Krankenversicherungspflicht.pdf)

Für Selbstständige gibt es in der privaten Krankenversicherung bestimmte finanzielle
Anreize (z.B. Absicherung des Einkommens über ein Krankentagegeld im Krankheitsfall), die besonders einkommensstarke Versicherungsnehmer binden wollen.[59] So ist
in Abbildung 7 zu sehen, dass diejenigen Versicherten der niedrigsten Einkommensklasse den größten Anteil der GKV-versicherten Selbstständigen ausmachen und diejenigen Versicherten der höchsten Einkommensklasse die Gruppe der privat versicherten Selbstständigen dominieren.

3.6 Krankenversicherungssystem der Zukunft

In den vergangenen Jahrzehnten stand das Modell der gesetzlichen Krankenversicherung immer wieder in der Kritik, weil es keine finanzielle Lösung für den Generationen-
konflikt zwischen Rentnern und Erwerbstätigen bietet. Diesen absehbaren Generatio-
nenkonflikt könnte man durch eine Neustrukturierung der gesetzlichen Krankenversicherung oder aber des gesamten Marktes abmildern.[60] Ein weiteres Problemfeld und
einen Ansatzpunkt für die Zukunft bildet die aktuell vorherrschende Einkommensselektion zwischen gesetzlicher und privater Krankenversicherung. Diese führt dazu,

---

[59] Vgl. Leinert (2006), S. 31-32
[60] Vgl. Wesiack (2012), S. 958

dass die private der gesetzlichen Krankenversicherung ein hohes Beitragsaufkommen entzieht. Diese gewonnenen Mittel fließen über PKV-Leistungen und Beihilfezahlungen jedoch nur teilweise in das Gesundheitswesen zurück.[61] Gesunde und Gutverdiener entziehen sich dem System der gesetzlichen Krankenversicherung und zugleich der Solidargemeinschaft. Hierzu gibt es einige Vorschläge zur Umstrukturierung des Gesundheitsmarktes. So sieht beispielsweise das Modell der Bürgerversicherung eine Aufhebung der privaten Vollversicherung vor. Die Beitragszahlungen sollen hierbei von der gesamten Bevölkerung einkommensabhängig geleistet werden. Für die privaten Krankenversicherungen wäre in diesem Modell ein Bestehen nur möglich, wenn sie die Bedingungen der Bürgerversicherung wie Sachleistungsprinzip, Kontrahierungszwang und Einzahlung in einen Risikostrukturausgleich akzeptieren. Auf diese Weise ließe sich ein fairer Wettbewerb mit den gesetzlichen Krankenkassen gestalten. Alternativ bliebe lediglich die Konzentration auf Zusatzversicherungen.[62]

Als Hauptargument gegen den Umbau des Systems werden häufig die Altersrückstellungen der privaten Krankenversicherungen vorgebracht. Würden privat Versicherte zum Wechsel in die gesetzliche Krankenversicherung gezwungen werden, käme dies einer Enteignung gleich. Eine mögliche Lösung liegt darin, dass aktuelle Mitglieder der privaten Krankenversicherung optional in die gesetzliche Krankenversicherung wechseln können, dazu aber nicht verpflichtet werden. Hierfür erhält die GKV jährlich festgelegte Zahlungen. Damit bleibt das Kapital in der PKV und jeder Versicherte der PKV entscheidet, ob er wechseln will. Entsprechend würde man keine neuen Verträge zur privaten Krankenversicherung mehr abschließen und diese damit langsam auflösen. Die bei der privaten Krankenversicherung deutlich höhere Honorierung der Leistungserbringer, bspw. der Ärzte müsste bei einem System der Zukunft ebenfalls Berücksichtigung finden. Demzufolge müssten die gesetzlichen Krankenversicherungen den Ärzten höhere Honorare zahlen. Gleichzeitig sinkt der Anteil an privat Versicherten, sodass die Wiedereinführung einer Einzelleistungsvergütung statt der heutigen Pauschalen eine faire Möglichkeit für einen Ausgleich darstellen kann. Privaten Krankenversicherungen bietet man bspw. die Möglichkeit, als reine Anbieter von Zusatzversicherungen aufzutreten. Damit ließen sich Komfortleistungen, wie bspw. Einzelzimmer oder Chefarztbehandlung, über eine Zusatzversicherung privat finanziert werden. Für eine optimale medizinische Versorgung auf dem neuesten Forschungsstand sorgt hier

---

[61] Vgl. Leinert (2006), S. 47
[62] Vgl. Schlüchtermann/Waninger (2014), S.32-35

jedoch alleine ein gesunder und fairer Wettbewerb nach den Regeln der gesetzlichen Krankenversicherung.[63] Die Anforderungen an eine integrierte Krankenversicherung würde demzufolge den Kontrahierungszwang für Krankenversicherungen und freies Wahlrecht der Versicherten voraussetzen. Zudem sollte es zu einer Gewährleistung eines vom Einkommen unabhängigen bedarfsbezogenen Leistungsanspruchs nach den jetzigen Regeln der GKV und eine Ausrichtung der Zahlungen am Einkommen bzw. der finanziellen Leistungsfähigkeit, nicht am individuellen Risiko kommen.[64]

Ein weiteres Modell einer Krankenversicherung der Zukunft bildet die so genannte „Bürgerpauschale". Diese setzt ebenfalls die Integration der bisher getrennten Krankenversicherungszweige voraus. Hierbei wird von allen Versicherten eine gleich hohe, einkommensunabhängige Gesundheitsprämie gezahlt, die den Risiko- vom Einkommensausgleich abkoppelt.[65]

Obwohl über die Reformierung des Krankenversicherungsmarktes immer wieder debattiert wird, gibt es seitens der Politik noch keine Ergebnisse. Die Einführung des Gesundheitsfonds und des morbiditätsorientierten Risikostrukturausgleichs in der gesetzlichen sowie des Basistarifs in der privaten Krankenversicherung im Jahr 2009 hat die beiden Systeme zwar einander angenähert, jedoch keine grundlegendere Systemreform eingeleitet.[66]

---

[63]Vgl. Baas (2014), S. 16
[64]Vgl. Etgeton/Schwenk/Böcken (2013), S. 30-32
[65]Vgl. Etgeton/Schwenk/Böcken (2013), S. 34
[66]Vgl. Etgeton/Schwenk/Böcken (2013), S. 35

4. Diskussion und Reflexion

Die aktuell in Deutschland bestehenden und im Verlauf dieser Arbeit vorgestellten Krankenversicherungsarten weisen u.a. in ihrer Rechtsform und Struktur, der Leistungserbringung und der Finanzierung elementare Unterschiede auf. Damit ergeben sich für das Gesundheitssystem, aber auch für den einzelnen Versicherten entscheidende Vor- und Nachteile.

Die gesetzliche Krankenversicherung fördert mit ihren Grundstrukturen entscheidend den Zusammenhalt der Gesellschaft, indem sie eine bedarfsbezogene, einkommensunabhängige Leistungserbringung garantiert. Das Solidarprinzip mit der Kombination von Risiko- und Einkommensausgleich, prägt die gesetzliche Krankenversicherung.

Die wesentlichen Versicherungsbedingungen der privaten Krankenversicherer bestehen in der Versicherungspflichtgrenze, beidseitiger Kontrahierungsfreiheit und einer Gesundheitsprüfung vor Versicherungsbeginn. Die weitestgehend konstante Beitragshöhe ergibt sich hierbei nicht prozentual abhängig vom Einkommen, sondern nach definierten Kriterien wie dem Eintrittsalter und dem aktuellen Gesundheitszustand. Durch diese Einschränkungen kommt es zu einer Einkommens- und Risikoselektion, die in einer Solidargemeinschaft kaum tragbar ist. Ein weiteres Problem stellt die mangelnde Wahl- und Wechselmöglichkeit der Versicherten dar. Ein Großteil der Bevölkerung wird auf Grund der beruflichen Stellung rechtlich oder faktisch einem der beiden Versicherungssysteme zugewiesen. Daraus resultiert, dass von den einkommensstarken Versicherten meist nur diejenigen gesetzlich versichert sind, die zu krank für den Abschluss einer privaten Krankenversicherung sind oder Familienmitglieder mitversichern. Dies führt zu einer zusätzlichen Belastung des Solidarsystems. In einem Konstrukt fast ohne Wahlmöglichkeit kann kein fairer Wettbewerb entstehen. Zudem steuert dieser weder die Qualität noch die Wirtschaftlichkeit der Gesundheitsversorgung. Selbst falls sich in Zukunft durch Maßnahmen wie einem möglichen Transfer der angesparten Alterungsrückstellungen der Wettbewerb innerhalb der privaten Krankenversicherung zuspitzen wird und mit dem Anbieten eines Basistarifs für alle freiwillig Versicherten ohne Risikozuschläge, könnte dies die Asymmetrie zwischen privater und gesetzlicher Krankenversicherung nicht aufheben.

Die beiden Systeme allerdings weiterhin in ihrer jetzigen Form am Gesundheitsmarkt bestehen zu lassen, würde zahlreiche bereits vorhandene Defizite und Probleme weiter verstärken. So führen die unterschiedlichen Vergütungssysteme von gesetzlicher

und privater Krankenversicherung dazu, dass privat Versicherte für die entsprechenden Leistungserbringer finanziell attraktiver sind als gesetzlich Versicherte. Auch die
Risikoselektion du Verteilungsgerechtigkeit bilden immer wieder Diskussionspunkte.
Es scheint, als sei das System in dieser Form nicht mehr tragbar. Nach zahlreichen
erfolgten Reformen und Gesetzesänderungen werden die Verantwortlichen in der Gesundheitspolitik in Zukunft vor neue Herausforderungen gestellt. Der demografische
Wandel mit einer drohenden Überalterung der Gesellschaft auf der einen und einem
zunehmenden Missverhältnis zwischen beitragszahlenden Versicherten im Gegensatz
zu Leistungsempfängern auf der anderen Seite belaste die Zukunft der gesetzlichen
Krankenversicherung. Die privaten Krankenversicherer finanzieren sich hingegen
durch die Beiträge ihrer Mitglieder.

In Zukunft könnte eine Annäherung der Versicherungsarten, ein Zusammenschluss
oder aber die langsame Abschaffung bspw. der privaten Krankenversicherung eine
Lösung der Probleme bewirken. So lassen sich bspw. in einem integrierten System
durch Schaffung angeglichener Rahmenbedingungen Wettbewerbsdefizite unter den
Krankenversicherungen abmildern. Durch die Einführung einer integrierten Krankenversicherung würden in erster Linie versorgungspolitische Ziele verfolgt werden. Die
daraus resultierende Frage nach einer gerechten, effizienten und langfristigen Finanzierung muss zusätzlich geklärt werden. Hier stehen sich eine einkommensabhängige
Beitragsgestaltung einer für jeden Versicherten gleich hohen „Bürgerpauschale" gegenüber. Auch der Leistungsumfang könnte von der Grundversorgung bis hin zum Anbieten zusätzlicher Komfortleitungen oder innovativen Behandlungsmethoden führen.
Die gesundheitspolitische Aufgabe und Herausforderung für alle Beteiligten im Gesundheitssystem besteht nun darin, eine hochwertige medizinische Versorgung langfristig zu gewährleisten und dabei die Möglichkeiten des medizinisch-technischen Fort-
schritts und des demografischen Wandels einzubeziehen.

5. Fazit und Ausblick

Die in Deutschland aktuell vorherrschenden Versicherungsarten stehen untereinander und im Zusammenspiel mit der Sozialstaatlichkeit in einem Spannungsfeld. Die eingeschränkte Wahlmöglichkeit und der demografische Wandel bilden große Herausforderungen für das Gesundheitssystem. Für die Zukunft müssen daher geeignete Wettbewerbsbedingungen geschaffen werden, sodass ein auf Qualität und Wirtschaftlichkeit gerichtetes Gesundheitsmanagement entstehen kann. Nach welchem Modell eine Versicherung orientiert sein wird, scheint dabei weniger relevant, als dass eine einheitliche und effektive Leistungserbringung ermöglicht wird.

Literaturverzeichnis

Baas, J. (2014). Private Krankenversicherung: Zweiteiliges System kann nicht für immer überleben. MMW-Fortschritte der Medizin, Ausgabe 156, S. 16

Behrens-Potratz, A. & Zerres, C. (2017). Kundenmanagement in Krankenversicherungen. In R. Busse, J. Schreyögg, T. Stargardt (Hrsg.), Management im Gesundheitswesen (S. 180-181). Berlin Heidelberg: Springer.

Buchner, F., Farrenkopf, N., Matusiewicz, D., Schillo, S., Staudt, S. & Wasem, J. (2013). Gesetzliche Krankenversicherung. In J. Wasem, S. Staudt & D. Matusiewicz (Hrsg.), Medizinmanagement (S. 156). Berlin: MWV Medizinisch Wissenschaftliche Verlagsgesellschaft mbH & Co. KG

Bundesgesundheitsministerium (2017). Zugriff am 08.12.2017, verfügbar unter https://www.bundesgesundheitsministerium.de/themen/krankenversicherung/finanzierung/finanzierungsgrundlagen-der-gesetzlichen-krankenversicherung.html

Bundeszentrale für politische Bildung (2016). Sozialstaat. Zugriff am 17.11.2017, verfügbar unter http://www.bpb.de/politik/grundfragen/deutsche-demokratie/39302/sozialstaat?p=all

Bundeszentrale für politische Bildung (2017a). Sachleistungsprinzip. Zugriff am 08.12.2016, verfügbar unter http://www.bpb.de/politik/innenpolitik/gesundheitspolitik/72530/sachleistungsprinzip?p=all

Bundeszentrale für politische Bildung (2017b). Solidarprinzip. Zugriff am 08.12.2017, verfügbar unter http://www.bpb.de/politik/innenpolitik/gesundheitspolitik/72358/solidarprinzip?p=all

Dräther, H. (2006). Zur Bedeutung der Familienversicherung In K. Jacobs, J. Klauber & J. Leinert (Hrsg.), Fairer Wettbewerb oder Risikoselektion? Analysen zur gesetzlichen und privaten Krankenversicherung. (S.49-64) Bonn: Wissenschaftliches Instituts der AOK

Etgeton, S., Schwenk, U. & Böcken J. (2013). Systemkohärenz im Gesundheitswesen. Gesundheits- und Sozialpolitik, Ausgabe 04/2013, S. 28-35

Gibis, B. (2013). Leistungsmanagement in Arztpraxen. In R. Busse, J. Schreyögg & T. Stargardt (Hrsg.), Management im Gesundheitswesen (S. 84-85). Berlin Heidelberg: Springer.

Hansen, H.H. (2010). Wissenschaft leicht verständlich: Politische Ökonomie – die uns alle angeht. Hamburg: Diplomica Verlag GmbH.

Hensen, G. & Hensen, P. (2008). Gesundheitswesen und Sozialstaat. Gesundheitsförderung zwischen Anspruch und Wirklichkeit. Wiesbaden: VS Verlag für Sozialwissenschaften.

Hergeth, A. (2015). Struktur des deutschen Gesundheitswesens. Zeitschrift für Herz-, Thorax- und Gefäßchirurgie, Ausgabe 6, S. 388

Hindenlang, M. (2013). Privat oder gesetzlich versichert: Welche Unterschiede gibt es?. Der junge Zahnarzt, Ausgabe 04, S. 42-43

Hollo, D.F. & Gaidzik, P.W. (2014). Rechtliche Rahmenbedingungen für die ärztliche Beratung und Begutachtung. Stuttgart: Thieme Verlag.

Jacobs, K. & Schulze, S. (2004). Systemwettbewerb zwischen gesetzlicher und privater Krankenversicherung: Idealbild oder Schimäre?. GGW, Ausgabe 1/2004, S. 8-10

Jacobs, K. & Schulze (2006) Der segmentierte Krankenversicherungsmarkt in Deutschland In K. Jacobs, J. Klauber & J. Leinert (Hrsg.), Fairer Wettbewerb oder Risikoselektion? Analysen zur gesetzlichen und privaten Krankenversicherung. (S.15-17) Bonn: Wissenschaftliches Instituts der AOK

Köchling, E./Wassmann, H. (2013), Recht der sozialen Sicherung. 6. Auflage, Studienbrief der SRH Fernhochschule. Riedlingen.

Leinert, J. (2006). Einkommensselektion und ihre Folgen In K. Jacobs, J. Klauber & J. Leinert (Hrsg.), Fairer Wettbewerb oder Risikoselektion? Analysen zur gesetzlichen und privaten Krankenversicherung. (S.31-47) Bonn: Wissenschaftliches Instituts der AOK

Lux, G., Farrenkopf, N., Noweski, M., Steinbach, P., van der Linde, K., Walendzik, A. & Jahn, R. (2013). Private Krankenversicherung. In J. Wasem, S. Staudt & D. Matusiewicz (Hrsg.), Medizinmanagement (S. 177). Berlin: MWV Medizinisch Wissenschaftliche Verlagsgesellschaft mbH & Co. KG

Macherey, K. (2016). Akteure und ihre Aufgaben. In F. Knieps (Hrsg.), Gesundheitspolitik: Akteure, Aufgaben, Lösungen (S. 20-21). Berlin: MWV Medizinisch Wissenschaftliche Verlagsgesellschaft mbH & Co. KG.

Milbrodt, H./Röhrs, V. (2016), Aktuarielle Methoden der deutschen Privaten Krankenversicherung, Karlsruhe: Verlag Versicherungswirtschaft

Ochmann, R., Albrecht, M. & Schiffhorst, G. (2017). Krankenversicherungspflicht für Beamte und Selbstständige. Zugriff am 13.11.2017, verfügbar unter https://www.bertelsmann-stiftung.de/fileadmin/files/BSt/Publikationen/GrauePublikationen/Studie_VV_KrankenversPflicht_Beamte_Selbststaendige_Teilbericht-Beamte_final.pdf

Ochmann, R., Albrecht, M. & Schiffhorst, G. (2017). Krankenversicherungspflicht für Beamte und Selbstständige. Zugriff am 13.11.2017, verfügbar unter https://www.bertelsmann-stiftung.de/fileadmin/files/Projekte/Integrierte_Krankenversicherung/Selbststaendige/Studie_VV__Krankenversicherungspflicht.pdf

Pötzsch, H. (2009). Die Deutsche Demokratie, 5. Aufl., Bonn: Verlag Bundeszentrale Politische Bildung

Schlüchtermann, J. & Waninger, L.V. (2014). Neue Einnahmequellen erschließen. Konsequenzen einer Abschaffung der PKV-Vollversicherung für Krankenhäuser. KU Gesundheitsmanagement, Ausgabe 3/2014, S.32-35

Sehlen, S. (2006). Gestaltungsmöglichkeiten der PKV zur Leistungs- und Ausgaben-
steuerung In K. Jacobs, J. Klauber & J. Leinert (Hrsg.), Fairer Wettbewerb oder Risikoselektion? Analysen zur gesetzlichen und privaten Krankenversicherung. (S.77)
Bonn: Wissenschaftliches Instituts der AOK

Sozialgesetzbuch (SGB) Fünftes Buch (V) – Gesetzliche Krankenversicherung – vom
20. Dezember 1988 (BGBl. I S. 2477), zuletzt geändert durch Art. 5 G zur besseren
Vereinbarkeit von Familie, Pflege und Beruf v. 23.12.2014 (BGBl. I S. 2462)

Wasem, J., Staudt, S., Matusewicz, D. (2013). Medizinmanagement: Grundlagen und
Praxis des Managements in Gesundheitssystem und Versorgung. Berlin: Medizinisch
Wissenschaftliche Verlagsgesellschaft mbH & Co. KG

Wassmann, H. (2013), Aufgaben und Akteure im Gesundheitswesen. 6. Auflage, Studienbrief der SRH Fernhochschule. Riedlingen.

Wesiack, W. (2012). GKV/PKV. Der Internist, Ausgabe 8, S. 958

BEI GRIN MACHT SICH IHR WISSEN BEZAHLT

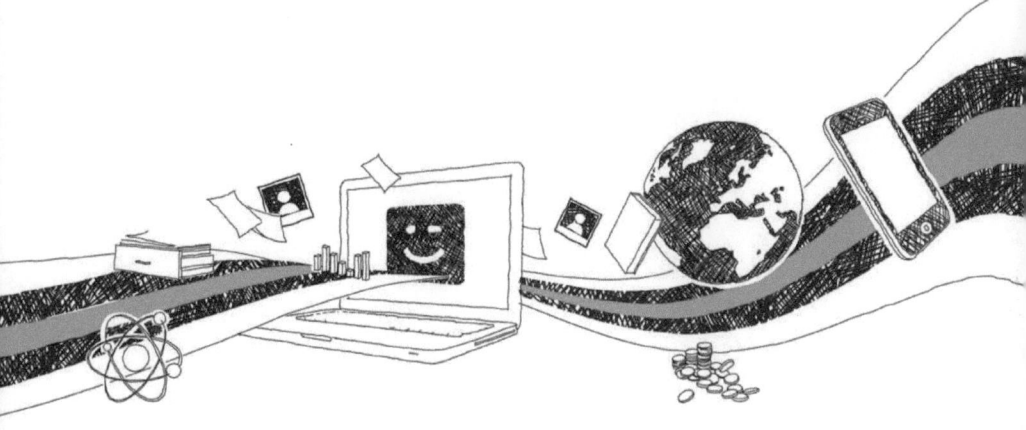

- Wir veröffentlichen Ihre Hausarbeit, Bachelor- und Masterarbeit

- Ihr eigenes eBook und Buch - weltweit in allen wichtigen Shops

- Verdienen Sie an jedem Verkauf

Jetzt bei www.GRIN.com hochladen und kostenlos publizieren

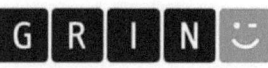